MÉMOIRE

SUR

LE CRAPAUD DU CHEVAL

SA NATURE ET SON TRAITEMENT

PARIS. — IMP. V. GOUPY ET Cᵉ, RUE GARANCIÈRE, 5.

MÉMOIRE

SUR LE

CRAPAUD DU CHEVAL

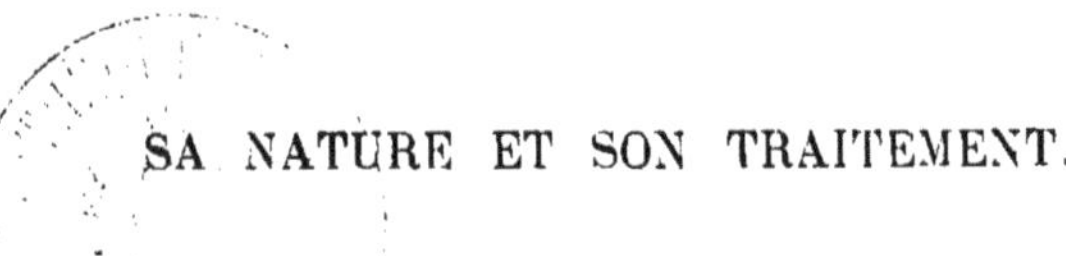

SA NATURE ET SON TRAITEMENT.

PAR

J.-P. MÉGNIN,

VÉTÉRINAIRE EN 2e AU RÉGIMENT D'ARTILLERIE MONTÉ DE LA GARDE IMPÉRIALE

Extrait du Journal de médecine vétérinaire militaire.

PARIS

P. ASSELIN, gendre et successeur de LABÉ

Libraire de la Faculté de Médecine et de la Société Impériale et Centrale de Médecine vétérinaire

PLACE DE L'ÉCOLE DE MÉDECINE

1864

MÉMOIRE

SUR

LE CRAPAUD DU CHEVAL

SA NATURE ET SON TRAITEMENT

Préliminaires.

Sous le nom de *crapaud*, nom très-peu scientifique, mais qui a prévalu malgré les tentatives des nosologistes modernes, on désigne une affection des extrémités du cheval caractérisée : 1° par le décollement plus ou moins étendu de la boîte cornée, débutant toujours par la fourchette; 2° par l'hypertrophie des parties découvertes, qui, mamelonnées, rappellent plus ou moins l'aspect du chou-fleur, ou le dos rugueux du batracien qui a donné son nom à l'affection ; 3° enfin, par une sécrétion infecte, caractéristique, qui suinte de ces mêmes parties.

La gravité de cette maladie, qui peut aller jusqu'à priver une ou plusieurs extrémités du cheval de leur revêtement corné, et même faire mourir cet animal d'épuisement, sa ténacité, qui fait qu'elle résiste souvent de longs mois et même des années à toute espèce de traitement, ont appelé de tout temps sur elle la sollicitude des hippiatres et des vétérinaires. Mais si l'on est arrivé au pressentiment de sa nature, grâce aux savantes recherches et aux lumineuses dissertations de M. Bouley, il faut avouer que sous le rapport de son traitement, malgré la grande variété des méthodes préconisées, on n'est guère plus avancé que du temps de Solleysel, puisque les procédés du célèbre hippiatre sont encore au nombre de ceux par lesquels on a obtenu, jusqu'à ce jour, les meilleurs résultats.

Les études microscopiques auxquelles nous nous sommes livré pour déterminer la nature de cette affection, ainsi que les heureux essais que nous venons de faire d'un nouvel agent pharmaceutique, fixeront-ils les incertitudes à cet égard ? C'est ce que nous espérons. Mais avant de développer les considérations qui nous ont guidé dans nos recherches, il ne sera pas sans intérêt de passer en revue les opinions de nos devanciers et de nos contemporains sur la nature du crapaud, et les méthodes de traitement qu'elles leur ont suggérées.

Historique.

Dans les quelques auteurs ou extraits d'auteurs anciens, grecs ou latins, que nous avons pu consulter, nous n'avons rien trouvé qui ait trait à la maladie que nous étudions, si ce n'est peut-être l'origine de son nom : en effet, Végèce appelle la *fourchette* du sabot *ranula* : grenouille, crapaud ; rien n'empêche de croire que ce qui a pu être appelé dans un temps mal de la fourchette ou *mal du crapaud*, ne soit devenu *crapaud* tout court.

En anglais, le crapaud s'appelle aussi *frog* (grenouille).

Les premières descriptions claires et précises qui aient été données sur cette maladie et son traitement, nous les avons trouvées dans nos vieux hippiatres français.

Pour *Solleysel* (1), le *crapaud*, qu'il appelle surtout *fic*, est causé par « une humeur qui vient des nerfs, laquelle « étant privée des esprits qui la maintenaient pendant

(1) *Parfait Maréchal.* Trévoux, 1675.

« qu'elle était dans le nerf, dégénère en une très-grande « pourriture, qui donne tant de peine à vaincre et cause « cette puanteur, parce que d'autant plus cette matière a « été parfaite, quand elle dégénère de cette perfection et « qu'elle vient à se corrompre, lors elle est infiniment « plus corrompue que d'une autre matière qui aurait « moins de perfection, et la malignité et la difficulté de « l'extirper est toujours plus grande, en sorte que, à « moins que les remèdes soient bien appropriés et ap- « pliqués à temps, le cheval en demeure estropiez. »

Cette interprétation humorale, tout à fait incompréhensible aujourd'hui, à moins que l'on admette que Solleysel ait voulu parler de la lymphe et des vaisseaux lymphatiques, que l'on confondait alors avec tous les tissus blancs sous la dénomination générale de nerfs, n'en témoigne pas moins d'une exacte observation des phénomènes apparents et des conséquences de cette grave affection.

C'est, en effet, une source abondante et intarissable qui s'écoule du pied du cheval malade, et Solleysel a pu se croire autorisé à la regarder comme « l'égout des humeurs corrompues du corps du cheval. » Il a constaté la concomitance de cette affection avec les *eaux aux jambes*, qu'il conseille de traiter avant de toucher au crapaud ; quant à celui-ci, voici son traitement : après l'avoir bien découvert en enlevant avec l'instrument tranchant toutes les parties de corne décollées, *en évitant de faire du sang*, il le panse avec l'onguent suivant :

Savon noir.	1 livre
Chaux vive en poudre. . . .	4 onces

aidé d'un bon appareil contentif à éclisses.

Ce pansement est renouvelé tous les deux jours, en prenant « la précaution d'oster avec l'espatule les petits « escarres que les onguents ont faits, sans faire le moin- « dre sang que vous pourrez. » Si cet onguent ne *mange* pas assez, on ajoute, pour 5 parties dudit, *une* partie de bonne eau-forte, et on panse en alternant, tantôt avec l'onguent à la chaux, l'eau vulnéraire, l'onguent de Schmidt (basilicum animé avec de l'oxyde de cuivre et des sulfures arsénieux), tantôt avec l'égyptiac et le vigo. —Si *le fic* est si *malin* qu'il résiste au traitement, on peut employer le feu, mais Solleysel préfère un caustique composé de :

Esprit de sel.	$\overline{aa}$
Esprit de nitre.	
Mercure.	
Opium.	

Il va même, dans les cas graves, jusqu'à extirper le tendon sur lequel il prétend que *le fic* a ses *racines*.

Pendant le traitement, Solleysel conseille de faire prendre au cheval du foie d'antimoine dans du son mouillé, « afin de consommer une partie des humeurs « qui tombent sur le pied, car comme il ne souffre rien « d'impur, il dissipera tout ce qui peut engendrer cette « humeur qui abreuve et nourrit le fic. »

Enfin, comme corollaire du traitement et pour prévenir toute récidive, l'hippiatre conseille de *barrer les veines du pied,* précepte barbare qui prouve l'ignorance où l'on était de son temps des principes les plus élémentaires de la physiologie.

Garsault (1) est très-sobre d'interprétations étiologiques; il attribue le *crapaud* au tempérament vicié ou flegmatique du cheval ou à quelque reste de maladies, et il remarque avec raison que les chevaux lourds, *chargés d'humeurs*, y sont plus sujets que les autres. Quant à sa nature, il n'est pas plus avancé que Solleysel, puisque, comme celui-ci, il lui suppose des racines très-profondes pouvant gagner le tendon et même *le petit pied ;* aussi base-t-il son traitement sur cette idée. Après avoir rafraîchi le cheval avec la saignée, les lavements, l'acier, le foie d'antimoine, des breuvages aloétiques et miellés,

(1) *Le Nouveau Parfait Maréchal*. Paris, 1755.

le tout « pour empêcher que la fluxion ne se continue « sur le mal, » il coupe « *le fic* en entier en prenant « bien garde de n'y laisser aucunes racines qu'on dis- « tingue au fond du mal en forme de petits filaments « blancs; » il panse ensuite avec de la térébenthine chaude pour arrêter le sang, puis, alternativement avec du baume vert, de l'égyptiac, de l'eau vulnéraire, etc.; mais « le plus grand remède des fics est de couper tou- « jours jusqu'au delà de la racine, et de compresser « ensuite très-uniment, de peur que dans l'endroit qui « ne presserait pas, la chair abreuvée de l'humeur du « fic ne vînt à boursoufler, et à en reproduire un autre « qu'il faudrait toujours couper. »

« On peut, au lieu de couper avec le bistouri, employer « le couteau de feu; mais il a un inconvénient, c'est que « si on est obligé d'y revenir à plusieurs fois on dessèche « trop la corne. »

Garsault constate, en passant, que la ténacité du crapaud est très-variable; que, par exemple, si on a deux crapauds à traiter en même temps, on en guérit facilement un pendant qu'on ne viendra peut-être jamais à bout de l'autre.

La Guérinière (1) ou plutôt le médecin qu'il a chargé de la partie vétérinaire de son ouvrage, voit dans le *crapaud* un *cancer*, d'autant plus dangereux qu'il attaque le tendon qui s'implante sous l'os du pied et même les tendons latéraux. C'est « ordinairement un reflux de « quelqu'humeur maligne dont on a supprimé le cours « par des remèdes astringents, comme des *eaux* dessé- « chées, un reste de fourbure ou du farcin. »

Une remarque curieuse que fait cet auteur, c'est que malgré son assertion ci-dessus, il semble attribuer les lésions profondes du tendon et de l'os du pied, qu'on constate parfois dans les crapauds invétérés, à l'action des dessiccatifs trop forts. Nous dirons, en passant, quoi-

(1) *École de cavalerie*. Paris, 1769.

que nous ayons à y revenir, que nous avons la certitude qu'elles n'ont pas d'autres causes.

Quant à son traitement, il est presque entièrement copié sur Solleysel : il panse avec un onguent peu différent de l'égyptiac, auquel il ajoute de l'eau-forte suivant le besoin ; mêmes prescriptions internes, même recommandation pour prévenir la récidive, à savoir la fameuse opération du *barrage des veines.*

Pour clore la liste des écuyers hippiatres du dernier siècle, citons encore *Weyrother,* auteur du *Parfait écuyer de ville et de campagne* (1), qui, à l'article *Fic* ou *Crapaud,* copie presque textuellement Garsault, et arrivons au célèbre *maréchal des petites-écuries du roi* et à son docte fils.

Lafosse décrit parfaitement le *crapaud :* « C'est un délabrement total de la fourchette de corne avec putridité,
« qui met la fourchette de chair à découvert, laquelle se
« tuméfie, devient filamenteuse et de la forme d'un
« chou-fleur, dépourvue de sensibilité et abondant en
« sérosité. »

Il ne se prononce pas sur sa nature et lui donne pour cause l'âcreté de la lymphe nourricière, entretenue par la saleté, les ordures dans lesquelles le pied séjourne, et aussi, comme cause prédisposante, les pieds creux, car, suivant lui, les pieds plats chez lesquels la fourchette touche à terre n'y sont jamais sujets. Il se garde bien de confondre le crapaud avec les autres lésions de la fourchette, tels que fics résultant de coups de boutoir, de piqûres, fourchettes échauffées, pourries, qui sont très-faciles à guérir; tandis que le vrai crapaud qui, quoique très-ancien et très-étendu, ne fait jamais boiter le cheval, est d'une cure très-difficile.

Son traitement est presque exclusivement chirurgical. Après avoir dessolé de manière à découvrir toute l'étendue de l'affection, il coupe, en dédolant, toute sa surface

---

(1) Bruxelles, 1789.

de manière à ramener la fourchette et les parties tuméfiées à leurs dimensions normales, puis il panse comme une plaie simple, en comprimant bien toutes les parties; au bout de cinq jours, il lève l'appareil, et il continue de même tous les jours en coupant chaque fois les portions de chair blanchâtre qui réapparaissent. « Il arrive quel-
« quefois qu'au bout d'un certain temps la corne paraît
« vouloir revenir; pour lors, on s'en aperçoit par une
« pellicule qui se forme et qui annonce la régénération
« de la sole; mais souvent cette corne, qui dans son
« commencement tenait bien, vient à se détacher et il
« se forme entre elle et la chair une matière blanchâtre,
« épaisse comme du fromage caillé. Dans ce cas, on doit
« enlever cette corne, et ébarber toute la chair qui est
« dessous jusqu'au sang. Cet accident arrive souvent :
« aussi cette opiniâtreté est si grande dans certains che-
« vaux qu'on en a vu être de cinq et sept mois à guérir,
« quoiqu'ils aient été bien traités. »

Nous avons cité textuellement ce passage, parce qu'il est impossible de mieux décrire les dernières phases de l'affection, et qu'il prouve à quel haut degré le maréchal hippiatre était doué du juste esprit d'observation ; c'est pour la même raison que nous allons encore citer le passage suivant: « Il est encore différentes méthodes de
« traiter les fics : les uns emploient le baume de comman-
« deur, la térébenthine ou autres incarnatifs de cette es-
« pèce, et ce sont ceux qui raisonnent le mieux ; d'autres
« emploient les dessiccatifs, tels que l'onguent égyptiac,
« l'eau de Rabel; et d'autres enfin se servent des causti-
« ques, tels que la pierre de vitriol en poudre, l'eau-forte,
« le beurre d'antimoine, le feu, etc., mais la pratique
« des uns et des autres n'a pas le succès qu'ils en atten-
« dent, et ceux qui mettent en usage ces derniers re-
« mèdes occasionnent des accidents fâcheux qui les obli-
« gent d'abandonner l'animal, parce qu'avec leurs caus-
« tiques, ils attaquent le tendon ou le cartilage. Cepen-
« dant nous conseillerons les incarnatifs et les dessicca-
« tifs, parce que l'expérience prouve que ce sont ceux
« qui réussissent le mieux : mais on peut dire avec vé-

« rité que le plus essentiel pour obtenir la guérison est « de bien opérer et de bien poser son appareil, de ma- « nière à ce que les chairs soient toujours comprimées « fortement et également. Les médicaments ne sont « qu'accessoires, le temps et la nature font le reste. »

Bourgelat, le célèbre créateur des écoles vétérinaires, considère le *crapaud* comme une *excroissance fongueuse* qui naît ordinairement dans le corps spongieux d'où la fourchette tire sa forme et sa figure.

D'abord bénigne, cette affection dégénère en un véritable *ulcère chancreux* sécrétant une matière ichoreuse, sanieuse, extrêmement fétide, pouvant s'étendre à la sole, aux talons, aux quartiers et à toutes les portions ligamenteuses et aponévrotiques de cette extrémité et rendre à la fin l'animal absolument incapable de tout service.

Nous verrons plus tard, quand nous en serons à l'étude de la nature du crapaud, que nous sommes bien loin d'être d'accord avec l'illustre auteur que nous citons; nous pouvons dire déjà que nous ne savons sur quoi il s'est basé pour qualifier cette maladie d'*ulcère chancreux;* car qui dit ulcère et chancre, dit affection rongeante, destruction; or, ici rien n'est rongé, rien n'est détruit en fait de tissu vivant, tout est au contraire hypertrophié.

Bourgelat reconnaît à cette affection une cause constitutionnelle, car, comme prélude du traitement, il conseille des saignées générales, des purgatifs et une diète adoucissante, « propre à détruire la vivacité des humeurs et « accélérer », puis des agents tels que des atténuants et des apéritifs. Enfin, « attaquer l'excroissance en l'em- « portant avec l'instrument tranchant et en consumant « avec des cathérétiques toutes les racines qui l'attachent « au corps spongieux de la fourchette, et quelquefois à « l'expansion aponévrotique du tendon, et qui ne sont « que des vaisseaux lymphatiques qui, sans cette pré- « caution, susciteraient incontestablement de nouvelles « croissances. Tout dépend des pansements et de la sa- « gacité avec laquelle le maréchal les diversifie et des

« lumières qui le guident en pareille circonstance. »

Qu'on se reporte maintenant à ce que nous avons dit de l'opinion de Garsault sur la nature du crapaud et du traitement qu'il préconise, on verra que Bourgelat n'a fait que le paraphraser et qu'il est bien loin de la sagacité qu'a montrée Lafosse dans la même question. Pourquoi faut-il que la juste admiration et le respect dus au maître aient fait accepter sans conteste et admettre comme article de foi tout qu'a dit le fondateur des écoles vétérinaires sur cette terrible maladie, et cela par tous les professeurs français et étrangers qui se sont succédé pendant toute la première moitié de ce siècle!

Ce n'est qu'en 1850 que M. Bouley, secouant le joug de la tradition, a commencé à étudier rationnellement le crapaud.

Mais n'anticipons pas et rendons un juste hommage à quelques praticiens qui, s'ils n'ont pu réussir à faire avancer la question de la nature du crapaud, n'en ont pas moins, par des méthodes de traitement particulières, essayé de venir en aide à leurs confrères dans la lutte livrée depuis si longtemps et si infructueusement à une affection que Chabert avait appelé l'*opprobre de la médecine vétérinaire.*

En 1805, *M. Janné,* vétérinaire à Hex (Meuse), rédige sur le crapaud un mémoire dont l'analyse paraît en 1833 seulement dans le *Journal théorique et pratique.*

Dans ce travail, ce praticien regarde le crapaud comme un changement d'action dans le tissu folliculeux ou réticulaire du pied, d'où résulte une sécrétion viciée de la matière glutineuse destinée à unir les fibres du sabot. (Combien il était plus près de la vérité que MM. Chabert, Huzard, Girard, etc., pour qui le crapaud est toujours l'ulcère rongeant de Bourgelat!)

Cette affection, enzootique dans certaines contrées du nord, très-rare dans les pays chauds, n'est pas, suivant lui, constitutionnelle; les chevaux d'un tempérament mou, lymphatique, en guérissent plus difficilement que ceux d'un tempérament opposé. La maladie est locale et nullement dangereuse; un traitement local la guérit en peu de temps lorsqu'il est bien entendu.

Voici ce traitement qui varie suivant la gravité de la maladie, à laquelle l'auteur reconnaît *trois* degrés :

1° *La fourchette seule est attaquée.* — *Prescriptions.* La faire porter sur le sol en abattant les talons, en ferrant *a lunette* et en faisant travailler le malade dans une terre douce, sèche et privée de pierres et de cailloux.

2° *La fourchette est tuméfiée ; les feuillets des arcs-boutants et des quartiers sont envahis.* — Enlever sans faire saigner tout ce qui est décollé; panser avec des spiritueux et une étoupade bien également compressive; mêmes prescriptions pour les pansements subséquents, en appliquant toutefois de l'égyptiac sur toutes les parties de mauvais aspect, et en enlevant avec soin la pellicule qui se forme, si elle ne paraît pas solide; pour les parties rebelles à l'égyptiac, employer le sulfate de cuivre pulvérisé. — Eviter l'humidité à l'écurie. — Aussitôt après la guérison, pour peu que la nouvelle corne ait de la consistance, employer le cheval au labour dans un terrain doux.

3° *Les tendons, les synoviales, les cartilages sont affectés.* — Faciliter les exfoliations par des pansements à la teinture d'aloès, et continuer comme pour le deuxième degré.

L'auteur répudie l'emploi des caustiques et des grands délabrements chirurgicaux.

Il prétend avoir guéri par sa méthode beaucoup de crapauds réputés incurables par Chabert et Girard.

On voit que ce traitement n'est pas très-éloigné de celui de Solleysel qui, du reste, est employé par tous les guérisseurs à secrets. Mais malgré sa supériorité sur celui dit par extirpation, ce dernier n'en continua pas moins à être préconisé officiellement jusqu'à ces derniers temps.

Les auteurs que nous avons encore à citer ont tous employé les *caustiques*, soit seuls, soit comme complémentaires de l'instrument tranchant; ainsi :

Hurtrel d'Arboval, après avoir rasé toutes les parties

exubérantes, à peu près comme le conseille Lafosse, cautérise la surface dénudée par la déflagration d'une couche de poudre à canon dont il la recouvre; il complète par un pansement compressif et réitère cette opération tant que le mal n'est pas vaincu.

M. Crépin a obtenu de bons résultats par ce procédé.

M. Prévost, de Genève (vers 1835), emploie *le beurre d'antimoine*, comme caustique, aidé d'une forte compression au moyen d'un fer à plaque. Ce procédé n'est pas nouveau, puisque Lafosse cite cet agent parmi ceux employés de son temps; ce qui n'a pas empêché M. Huard, de Valenciennes, de le préconiser de nouveau, en 1852, dans un mémoire adressé au ministre de l'agriculture, où il s'attribue le mérite de l'invention.

En 1840, un autre caustique est employé avec succès à la clinique de l'École de Lyon: c'est la *pâte de Canquoin*, mélange de farine et de chlorure de zinc, qui, d'après l'auteur du *Compte rendu*, cautérise assez fortement et cependant d'une manière assez bornée pour pouvoir remplacer le bistouri.

En 1841, dans une excellente monographie, la plus complète qui ait paru jusqu'alors sur le crapaud, *M. Mercier*, d'Évreux, se livre à de savantes dissertations sur la nature du crapaud. Après avoir réfuté victorieusement l'opinion de ceux qui considèrent le crapaud comme un *ulcère rongeant*, ce qui n'était pas difficile; après lui avoir refusé une nature squirrheuse, quoiqu'il admette que le squirrhe puisse en devenir une complication; après avoir reconnu une grande analogie entre cette affection et la dartre humide, tout en leur refusant l'identité: il conclut que le crapaud n'est autre qu'une inflammation chronique de l'appareil sécréteur du pied (qu'il appelle *podoparenchiderme!*) et il le baptise *podoparenchidermite chronique!*

Son traitement consiste dans l'emploi d'un caustique composé de :

Acide sulfurique.	1	partie
Essence de térébenthine. . . .	4	—

La liqueur noire qui résulte de ce mélange est employée seule, avec un pansement compressif, et suffit dans le crapaud récent. Pour le crapaud ancien (M. Mercierre connaît jusqu'à *onze* degrés dans cette affection), son emploi suit l'extirpation par l'instrument tranchant des tissus *indurés*.

Ici se placerait dans son ordre chronologique, la méthode de M. Plasse ; mais, tant à cause du retentissement qu'elle a eu, que parce qu'elle a été la cause efficiente des belles recherches de M. H. Bouley sur la nature du crapaud, nous allons la réserver et poursuivre nos citations sur les travaux de quelques praticiens modernes, français et étrangers.

M. Percival (*theVeterinarian*,1851) considère le crapaud (canker, lupus) comme une maladie des tissus sécréteurs du pied, affectant particulièrement les tissus veloutés de la fourchette et de la sole, et consistant essentiellement dans la production d'une substance morbide particulière appelée *fongus*. — Pour son traitement, après avoir excisé les fics, il emploie l'acide nitrique qu'il préfère à tous les caustiques connus ; il en imbibe un tampon avec lequel il frotte la surface malade, puis il applique un pansement compressif. — A l'intérieur, des *purgatifs*.

M. Wells de Warwick (*loco citato*) voit la réussite du traitement du crapaud dans l'emploi très-varié de remèdes différents, tels que le cautère actuel, le beurre d'antimoine, l'acide nitrique, la solution de sulfate de cuivre ; puis le goudron sur la corne neuve.

M. Fischer (*Recueil*, septembre 1852), après avoir émis l'opinion que le crapaud est surtout constitutionnel, peut-être même héréditaire, après avoir reconnu les graves inconvénients de la *méthode par extirpation,* préconise le traitement ci-après, suivi par les vétérinaires allemands : application d'une pâte de chlorure de chaux recouverte de chaux vive en poudre, et le tout maintenu par une botte ; — sétons aux fesses et pilules purgatives alternant avec des pilules stimulantes à base de cantharides, camphre et gentiane. (J'étais encore à l'École d'Alfort, lorsque ce traitement y fut expérimenté sur un cheval affecté d'un crapaud à un membre postérieur, tellement grave que le pied était littéralement sans sabot, et cependant le malade chaussé de sa botte ne boitait pas. — Après presque un an d'alternatives de mieux et de pire et de soins continus,— il était confié à mon camarade Savidan,— la corne finit par repousser saine, et l'animal put être utilisé, tout en conservant sa botte encore longtemps.)

M. Aubry de Saint-Servan (*Recueil*, avril 1853), guérit le crapaud au moyen de la pâte de Vienne :

Potasse caustique.	5 parties
Chaux.	6 —

M. Prangé (*Recueil*, janvier 1855), emploie avec succès contre le crapaud un goudron caustique composé de :

Goudron.	10 grammes
Acide sulfurique.	15 —

M. Anginiard fils (*Recueil*, avril 1855), pense que le crapaud est une affection constitutionnelle, et conseille, comme partie principale du traitement, une médication interne modificatrice.

Revenons à la méthode de *M. Plasse*, telle qu'il l'a exposée devant la Société des vétérinaires du Poitou en 1845.

Sans rechercher quelle est la nature du crapaud, M. Plasse reconnaît la plus parfaite analogie entre cette maladie et les *eaux aux jambes*. C'est la nutrition de la corne dans le premier cas et la nutrition des poils dans le second qui sont altérées.

La variété de tempéraments et de localités n'entre pour rien dans les causes, attendu que les chevaux et les mulets de la plaine et des marais y sont également sujets. — Le tempérament lymphatique et l'humidité favorisent le développement du crapaud déjà existant et même sa *transmission*, mais M. Plasse nie qu'ils en soient la cause directe.

Sa méthode de traitement consiste, après avoir découvert par l'extirpation de la corne décollée toutes les parties affectées, à bien recouvrir ces parties d'une couche de pâte caustique composée de :

Alun calciné.	100 grammes
Acide sulfurique.	Q. S.

pour faire une pâte de consistance mielleuse.

On réitère cette application pendant *cinq* jours, sans enlever l'ancienne et sans appliquer de pansement. Le sixième jour, on enlève l'eschare en se servant, s'il est nécessaire, de la feuille de sauge ; puis on recommence le traitement pendant *cinq* autres jours, et ainsi de suite, jusqu'à ce que la sécrétion de corne rentre dans la voie ordinaire. — On termine la cicatrisation par des poudres siccatives, l'alun calciné, le sulfate de cuivre, etc.

Si le temps et le terrain permettent d'éviter l'humidité, rien n'empêche d'utiliser le malade pendant le traitement.

Par cette méthode, M. Plasse compte plus de 400 cures dans un intervalle de dix-sept années.—A la proclamation de résultats aussi brillants, on conçoit que les professeurs de clinique des écoles se soient émus et aient été désireux de les vérifier ; c'est ce qui a été fait avec persévérance pendant plusieurs années par M. Bouley, qui a reconnu qu'effectivement l'agent de M. Plasse, si caustique sur des tissus sains, n'était pour le crapaud qu'un puissant modificateur, et qu'il arrive souvent que sous l'influence des modifications continues que l'on imprime aux tissus kératogènes par son emploi répété, le champ du mal se rétrécit peu à peu, la sécrétion cornée revient à son état normal et y persiste sur la circonférence des parties malades, en sorte qu'à chaque fois nouvelle qu'on met à nu les parties vives par l'enlèvement de la couche qui les recouvre, l'étendue de la surface sur laquelle la sécrétion morbide continue est notablement diminuée, et qu'enfin elle finit par disparaître à son tour sous la couche de corne définitivement adhérente.

C'est ainsi que, dans les cas les plus heureux se produit la guérison du crapaud par l'emploi du traitement de M. Plasse.

Mais les choses ne se passent pas toujours de la même manière. Assez souvent les tissus morbides qui, dans les premiers temps du traitement, ont supporté avec impunité le contact de la pâte sulfurique, en raison de leur turgescence et de leur densité, de l'abondance des liquides albumineux qui les infiltrent, perdent peu à peu cette faculté de tolérance, au fur et à mesure qu'ils s'affaissent et qu'ils se rapprochent de l'état normal; alors la pâte caustique les entame d'une manière telle que, si l'on persiste dans son emploi, l'os et l'aponévrose plantaire peuvent être intéressés. Il ne faut donc employer cette pâte qu'avec une certaine mesure, et s'arrêter, par exemple, lorsque les animaux manifestent la douleur qu'ils éprouvent par des élancements et la difficulté d'appui.

Après de longues expériences, après avoir vu trop souvent ce traitement inefficace, M. Bouley lui refuse l'infaillibilité pratique que M. Plasse lui a assignée, et il est en cela d'accord avec M. Rossignol, qui l'a expérimenté de son côté.

En somme, il n'est pour M. Bouley qu'un excellent adjuvant dans le traitement du crapaud par les substances pyrogénées.

Nous l'avons dit, c'est en expérimentant le procédé de traitement du crapaud de M. Plasse que *M. Bouley* a été conduit à réfléchir profondément sur la nature de cette bizarre affection. L'observation de cas très-nombreux de cette maladie, — l'examen anatomique scrupuleux de toutes ses lésions soit à l'œil nu, soit avec le secours du microscope, — l'étude, surtout, des modifications que ces mêmes lésions subissent sous l'action des divers agents médicamenteux, — l'ont porté à tirer la conclusion suivante :

Il n'y a dans le crapaud aucune altération essentielle de la trame des tissus sous-cornés, aucune transformation de leur substance, aucun dépôt de molécules hétéromorphes dans leurs interstices; il n'y a primitivement qu'une altération de leur sécrétion, qui se complique à une certaine époque d'une hypertrophie morbide des processus villeux dont leur surface est normalement recouverte.

La démonstration de cette thèse est donnée d'une manière si claire, si irréfragable dans un brillant article du *Recueil* (janvier 1861), que nous serions presque tenté d'en donner la copie intégrale. Nous préférons y renvoyer nos lecteurs, nous réservant d'en citer en temps et lieu les principaux passages. Nous serons du reste souvent forcé de répéter les mêmes arguments lorsque nous parlerons de nos propres observations et de nos expériences personnelles.

Le but que l'on se propose dans le traitement du crapaud étant de ramener la fonction kératogène à son état normal, en respectant autant que possible les parties qui en sont chargées, M. Bouley ne voit pas de meilleur moyen pour atteindre ce résultat que l'emploi des substances pyrogénées (goudron, huile de cade, huile de pétrole, etc.). Cette méthode, dont l'idée appartient à M. Reynal, a produit à la clinique de l'Ecole d'Alfort d'heureux résultats; mais, d'après l'aveu même de M. Bouley, elle ne suffit pas toujours pour extirper définitivement un crapaud, surtout lorsqu il s'est retranché dans les lacunes de la fourchette, puisque dans ce cas-là il conseille d'y associer l'emploi des escharotiques; pâte de Plasse, liqueur de Mercier, beurre d'antimoine, etc.; bref nous retombons dans les vieux moyens, sans en excepter le bistouri, dont M. Bouley conseille l'emploi lorsqu'on a affaire à des fics trop volumineux; — les fics ! qui, d'après sa belle découverte, ne sont autre chose que des faisceaux de villosités hypertrophiées et qu'il importe de conserver et de ramener à leur état et fonctions primitives.

Nous nous permettrons de dire dès à présent que notre agent, à nous, remplit si bien le but désigné, qu'en quinze jours il est atteint, et cela sans le secours des caustiques ni d'aucun instrument tranchant.

Caractères physiques du crapaud.

Il est difficile de distinguer le *crapaud au début* d'une *fourchette échauffée* ou d'une *fourchette pourrie* qui ne sont que deux degrés d'une même et bénigne affection ; comme celle-ci, il est caractérisé par une sécrétion pultacée grisâtre, d'une forte odeur ammoniacale, remplissant la lacune médiane de la fourchette d'abord, puis les lacunes latérales, et provoquant le décollement de la corne qui tapisse ces lacunes et celle qui revêt le corps même de la fourchette. Mais le traitement seul permet bientôt d'établir la différence : car tandis que de simples soins de propreté, aidés ou non de quelques dessiccatifs tels que l'acétate de cuivre en poudre, l'égyptiac, etc., ont bien vite raison d'une *fourchette échauffée*, ou même *pourrie*, ces mêmes moyens sont impuissants avec le crapaud et ne l'empêchent pas de suivre ses phases. Aussi, voit-on le décollement gagner successivement toute la surface de la sole et commencer un travail de désagrégation entre les feuillets de corne et les feuillets de chair, surtout sous les *arcs-boutants;* seulement ce travail, se faisant beaucoup plus lentement qu'entre la sole et le tissu velouté, il semble qu'arrivée à ce point, la maladie reste stationnaire, du moins quant à son extension, car c'est à ce moment qu'on observe les transformations que subit la surface malade. Cette surface, dépouillée de la corne qui la revêtait, est d'un blanc opalin et paraît lisse, parce qu'elle est formée par les sommets des villosités qui, commençant à se tuméfier, sont tassées et serrées les unes contre les autres comme les pavés d'une rue. De cette surface s'écoule une quantité énorme de liquide séreux, lequel, à demi solidifié, devient cette matière grise, pultacée, d'une odeur caractéristique, qui n'est que de la corne fluide à laquelle une cause inconnue a refusé la qualité de se concréter normalement.

C'est donc le tissu velouté qui est malade, mais non pas au point de cesser tout à fait ses fonctions, puisque le fait ci-dessus prouve qu'elles sont, au contraire, exagérées, mais perverties.

Le mal continuant à faire des progrès, et les villosités étant le siége du mal, leur tuméfaction ne fait qu'augmenter; mais, comme elles sont déjà tassées les unes sur les autres, celles chez lesquelles cette vie factice est plus vigoureuse se développent d'une manière exagérée, soit aux dépens de leurs voisines, soit concurremment avec elles; de là ces surfaces irrégulièrement mamelonnées, ces végétations blanchâtres, ressemblant, soit à des champignons, soit à des têtes de choux-fleurs, que l'on appelle *fics*, *poireaux*, et que l'on remarque surtout dans le voisinage des lacunes, sur la fourchette et au pourtour de la sole, c'est-à-dire aux endroits où, à l'état normal, les villosités sont elles-mêmes plus nombreuses et plus développées.

C'est à M. Bouley, qui pour cela s'est aidé des secours du microscope, que l'on doit cette saine interprétation d'un phénomène pathologique qu'on n'expliquait avant lui qu'en faisant intervenir le squirrhe, le cancer ou une nature fibreuse avec de longues et profondes racines.

Le décollement plus ou moins étendu de la boîte cornée, la sécrétion particulière et les fics, tels sont en résumé les caractères essentiels du crapaud; les autres phénomènes qui accompagnent quelquefois ceux-ci ne sont que secondaires. Ainsi, les pinceaux de corne isolés, tordus et encore adhérents, que l'on voit souvent s'élever de la sole d'un pied affecté de *crapaud ancien*, sont dus, comme l'a clairement expliqué M. Bouley, à des points du tissu velouté qui, comme des îlots au milieu de la mer, sont restés sains et continuent à fournir leur contingent de bonne corne. De même, l'évasement du sabot quelquefois excessif qui se remarque aussi dans les mêmes cas, s'explique par l'absence de la sole qui n'est plus là pour maintenir la courbure normale de la paroi : c'est un arc privé de sa corde. Quant au creusement du sabot, il est tout d'illusion ; car, pour utiliser le malade qui ne boite pas, quelque ancienne que soit l'affection, le maréchal lui ménage la corne le plus possible.

Disons, pour terminer, que si aucun traitement ne vient contre-carrer ou aggraver la marche du crapaud, celui ci, tout en décollant petit à petit la paroi, dans sa marche des quartiers vers la pince, envahira bien plus promptement la matrice de l'ongle, c'est-à-dire la cutidure, en commençant par les talons; et il arrivera un moment où la boîte cornée tout entière sera détachée; et cependant aucun organe interne du pied en dessous du tissu réticulaire n'aura été lésé ni même affecté, et aucune boiterie, aucune souffrance ne viendra accuser d'aussi grands délabrements.

Il est une complication du crapaud que nous ne pouvons passer sous silence parce qu'elle est assez fréquente, et qu'elle peut l'accompagner même au début.

C'est lorsque le mal, après avoir envahi la fourchette et les talons, s'étend, non-seulement au tissu velouté qui n'est autre que la *partie papilleuse du derme sous corné*, mais encore au *derme cutané* dont il est le prolongement : alors la peau se tuméfie, se mamelonne, devient verruqueuse; les poils tombent en partie; ceux qui restent se hérissent et laissent dégoutter une abondante sérosité, grisâtre, fétide, dont l'odeur caractéristique est identiquement celle de la sécrétion du crapaud. A ces signes, on a déjà reconnu les *eaux aux jambes*. Effectivement, pour nous ces deux affections sont identiques, et s'il y a quelques différences d'aspect cela tient uniquement à ce que les parties qui sont le siége du crapaud sont d'une organisation plus riche, quoique faisant partie du même organe (le tégument externe), que celles qui sont le siége des *eaux aux jambes*. Dans les deux cas, c'est la partie papilleuse du derme qui est affectée, et, comme nous le verrons plus loin, le même traitement produit identiquement les mêmes effets.

Anatomie pathologique.

Examinées à l'œil nu, les lésions du crapaud *vierge*, si l'on peut dire, c'est-à-dire n'ayant encore été l'objet d'aucun traitement, sont l'épaississement, l'hypertrophie des tissus kératogènes et surtout des papilles matrices de la corne, par suite d'une infiltration plastique tout à fait analogue à celle que produirait une inflammation chronique. L'examen microscopique ne fait pas voir autre chose, ce qui est beaucoup, parce que l'hypothèse d'une nature squirrheuse ou cancéreuse se trouve ainsi écartée. En effet, on sait que pour les micrographes la nature de ces *tissus hétéromorphes* est déterminée par la présence d'un élément constant : une cellule d'une forme particulière. Eh bien ! d'après les recherches faites par M. Robin, sur les instances de M. Bouley, il a été impossible à l'habile micrographe de rencontrer dans les tissus, siége du crapaud, la fameuse cellule : M. Robin n'a vu que des papilles rendues plus épaisses et plus friables par l'infiltration plastique dont elles sont imprégnées ; il a remarqué qu'aux points où la sécrétion est conservée, elle est si active, que, au lieu de se figer *en nappes* pour s'écailler plus tard en plaques transversales, comme cela a lieu normalement (1), les cellules épithéliales poussent dans le sens de leur longueur, comme celles qui forment les fibres de la paroi ; de là ces longs filaments cornés, tordus, que l'on voit s'élever de la sole des pieds envahis par de vieux crapauds.

(1) L'anatomie des téguments du pied nous apprend, en effet, que, dans le sabot, la paroi seule est composée de tubes cornés soudés côte à côte dans toute leur longueur, et que, dans la sole comme dans la fourchette, l'aspect tubulé qu'on remarque à la naissance de la corne près des papilles n'est qu'apparent, car une fois bien concrète, c'est une masse amorphe susceptible de se déchirer dans tous les sens et surtout en travers, comme l'ongle de l'homme.

Les lésions du crapaud ont une grande analogie avec celles de l'inflammation chronique; mais cette analogie n'est qu'objective : la marche, la durée de ces affections, leur influence sur le reste de l'organisme, la sensibilité des tissus malades, l'influence des traitements, offrent déjà trop de différences pour qu'il n'y en ait pas une fondamentale entre elles.

Combien d'autres maladies que, par analogie aussi, on avait regardées comme de simples inflammations, sont devenues des maladies spécifiques ! Exemple : les *dartres*, mot bien vague désignant une classe d'affections qui, à mesure que leur étude se complète, se rangent peu à peu, les unes après les autres, dans la grande catégorie des parasitaires. Et ce n'est pas sans intention que nous prenons les dartres pour exemple; car si M. Bouley a déjà établi la similitude qui existe entre le crapaud et les affections herpétiques, nous savons maintenant que cette similitude ne se borne pas aux symptômes extérieurs, mais qu'elle existe aussi entre les causes.

Les lésions anatomiques des eaux aux jambes, que nous assimilons au crapaud, sont aussi les mêmes, c'est-à-dire qu'on ne trouve à l'examen des parties affectées qu'une hypertrophie du derme cutané et surtout des papilles et racines pilleuses, par suite d'un épanchement séro-plastique, ce qui prouve que les grappes sont tout à fait les analogues des fics de la sole. Et il n'y a pas d'autres lésions; car si on vu quelquefois les *eaux aux jambes* se compliquer d'ulcération et même de périostites et d'exostoses, c'est que le malade, irrité par des applications caustiques, a pu se gratter, non-seulement jusqu'au sang, mais même jusqu'à l'os.

De même, dans le crapaud, si on rencontre des destructions du coussinet plantaire, des inflammations et des nécroses des cartilages, des ligaments, des tendons et jusqu'à des caries de l'os du pied, ces lésions ne sont dues qu'à l'emploi intempestif de l'instrument tranchant, du cautère actuel ou des caustiques potentiels.

Nature et causes du crapaud.

Nous ne voulons pas revenir aux nombreuses opinions émises sur la nature du crapaud par les divers auteurs que nous venons de passer en revue : nous avons déjà fait pressentir quelle valeur elles ont à nos yeux. Nous nous contenterons de répondre à ceux qui le regardent comme une affection constitutionnelle, que nous ne comprenons pas, s'il en est ainsi, qu'elle reste localisée à un seul organe, qu'elle n'ait pas différentes manières de se manifester, comme la morve, par exemple, qui tantôt apparaît sous forme d'abcès farcineux, de tubercules pulmonaires ou glandulaires, d'ulcères des muqueuses, etc.; lorsqu'un organisme est sous le coup d'une diathèse quelconque, on voit rarement un seul organe et surtout une seule et même partie d'organe avant le monopole de l'éruption critique : voyez la gourme, les affections typhoïdes, charbonneuses, etc.

Ainsi donc, pour nous, le crapaud est une affection toute locale.

D'après ce que nous avons dit de son anatomie pathologique, le crapaud n'est pas non plus un *ulcère rongeant*, car rien n'est rongé ni détruit, tout, au contraire, est hypertrophié dans les tissus qu'il affecte ; — ni un cancer, ni un squirrhe, car on n'a pas trouvé la cellule caractéristique. Nous avons vu que ses lésions ont une grande analogie avec celles de l'inflammation chronique ; mais nous avons aussi établi les caractères qui les distinguent. L'absence complète de sensibilité, sa résistance énergique aux traitements antiphlogistiques, résolutifs, substitutifs, et même à l'extirpation, ne permettent pas de voir dans cette affection la simple conséquence d'une irritation causée par les boues âcres, les émanations ammoniacales des écuries malpropres; du reste, on connaît les résultats de ces causes, et on sait la différence qu'il y a entre la fourchette pourrie et le crapaud.

Reste l'opinion de M. Bouley, qui voit dans le crapaud une *dartre du pied*. Nous avons déjà dit que nous nous y ralliions complétement. Mais qu'est-ce qu'une dartre? On a appliqué ce mot bien vague à des maladies très-différentes les unes des autres, mais ayant cependant quelques caractères communs, tels que : la viciation continue de la sécrétion épidermique, une tendance à s'étendre d'un point central vers une périphérie indéterminée, et surtout une grande ténacité; caractères qui s'appliquent très-bien aussi aux maladies psoriques. Depuis que l'on a mieux étudié ces affections au moyen d'instruments grossissants d'une grande puissance, la lumière s'est faite pour un grand nombre d'entre elles qui maintenant sont si bien connues dans leur nature et leurs causes, que leur traitement est devenu un jeu. C'est que l'on a découvert que ces affections, que l'on regardait comme constitutionnelles, comme des émonctoires de l'organisme vicié, sont dues simplement à deux parasites, soit végétaux, soit animaux, qui, vivant, se multipliant, et rampant à la surface ou dans l'épaisseur du derme, surtout au voisinage des papilles et des bulbes pileux, déterminent ces inflammations de la peau en apparence si bénignes et en réalité si tenaces par suite de la persistance de la cause. C'est ainsi que la gale est produite par l'*acarus*, — la dartre tonsurante, par le *tricophyton tonsurans*, — le vitiligo du cuir chevelu, par le *microsporon Audouini*, — la teigne faveuse, par l'*Achorion Schœnleinii*, — le muguet du mouton et des enfants, par l'*oïdium albicans*, etc.

Héring a bien trouvé dans les produits de sécrétion du crapaud et des eaux-aux-jambes un acarien qu'il a appelé *glyciphagus hippopodos*; mais sa découverte n'a pas été confirmée, et nous avons prouvé ailleurs (1) que cet acarien est très commun et peut se rencontrer dans toutes les matières organiques en décomposition.

M. Huzard père, en comparant le crapaud à la *plique polonaise*, était bien plus près de la vérité, puisque dans ces derniers temps un savant allemand, M. Walher, a

---

(1) *Étude microscopique et iconographique des altérations des fourrages*, p. 19.

decouvert le cryptogame qui cause cette affection du système pileux de l'homme (*trichophyte sporuloïde*, Ch. Robin); et c'est frappé de l'analogie qui existe entre le crapaud, les eaux-aux-jambes, les dartres et les teignes, affections chez lesquelles ce sont les organes producteurs des éléments épidermiques qui sont essentiellement affectés, que nous avons été conduit à pousser nos recherches microscopiques dans ce sens, recherches qui ont été couronnées d'un plein succès et qui confirment pleinement la manière de voir de M. Bouley.

Oui, le crapaud est aussi causé par un cryptogame; et si ce parasite a échappé aux investigations du savant M. Ch. Robin, c'est qu'il n'a pas eu à examiner de pièces assez fraîches ni assez entières. En effet, c'est au point d'émergence des papilles, à leur racine, si l'on peut dire, qu'il faut chercher le parasite ; de plus, les tubes de son micélium sont tellement fugaces et disparaissent si promptement, particularité qui lui est commune avec plusieurs cryptogames de l'échelle inférieure, que ce n'est qu'après de nombreux et infructueux essais, et en examinant des pièces très-fraîches, toutes chaudes, prises sur le vivant, que nous avons pu le voir et l'étudier sous toutes ses faces.

Voici du reste le résultat très-détaillé de notre étude microscopique du crapaud.

Étude microscopique du crapaud.

Produits de sécrétion. — Les abondants produits de sécrétion du crapaud ont été les premiers l'objet de notre examen. — Malgré l'apparence, ce n'est rien moins que du pus : c'est un liquide composé, en pleine fermentation putride, dans lequel nage une quantité innombrable de vibrions très-animés, et qui tient en suspension de nombreuses cellules épidermiques en état de dissolution plus ou moins avancée; on peut en quelque sorte se rendre témoin de cette dissolution en examinant pendant plusieurs minutes et à différentes reprises la même préparation, que l'on maintient humide sur la lame de verre de l'objectif par l'addition de parties très-aqueuses des mêmes produits.— Sa propriété dissolvante des éléments muco-albumineux dont sont composés les produits épidermiques, la forte odeur ammoniacale qu'il répand, sa réaction franchement alcaline avec le papier de tournesol, indiquent que le liquide du crapaud est composé en majeure partie de carbonate et d'acétate d'ammoniaque, produits que l'on sait être fournis par tous les corps organisés azotés en décomposition.

Nous avons vainement cherché dans les produits sécrétés du crapaud l'acarus annoncé par Héring; cependant, pendant plus de six semaines il ne s'est pas passé un jour que nous n'en ayons mis sur le porte-objet du microscope; mais parmi les détritus que l'on remarque dans ces produits étendus d'eau, outre de rares globules purulents, quelques globules d'inflammation, des lamelles épidermiques ou cornées dont les éléments se désagrègent, outre l'immense quantité de cellules épithéliales dont nous avons déjà parlé et qui constituent à elles seules la matière caséeuse dont il est question dans la première partie de notre travail, nous avons à citer particulièrement un grand nombre de granules analogues aux noyaux des globules de pus, mais sur lesquels le milieu dissolvant dans lequel ils se trouvent ne paraît pas avoir d'action. — Nous verrons plus loin quelle est la nature de ces corpuscules.

Tissus hypertrophiés. — Les fics verruqueux qui végètent avec tant de vigueur sous la sole dénudée du pied du cheval affecté de crapaud, ne sont autre chose, ainsi qu'il a déjà été dit, qu'un agrégat de villosités hypertrophiées. Pas n'est besoin du concours du microscope pour s'en rendre compte: il suffit d'amputer une de ces productions et d'en séparer les éléments par une simple traction, comme on le voit à la fig. 1re de notre planche III.—L'examen microscopique d'un de ces éléments montre que c'est une masse celluleuse imprégnée de sucs plastiques et revêtue d'un épiderme. — C'est à la base de ces productions, avons-nous dit en nous fondant sur l'analogie offerte par les *teignes faveuse et tonsurante,* qu'il faut chercher le cryptogame, cause du crapaud.

Choisissez un fic bien nourri, de la plus belle venue possible, amputez-le, et, *tout chaud*, divisez-le avec les doigts en deux ou trois segments; raclez doucement avec un scalpel une de leurs surfaces nacrées, portez la mince pellicule ainsi obtenue sur une lame de verre; — noyez-la d'une goutte d'eau; — étalez-la le plus possible au moyen d'une paire d'aiguilles; — écrasez-la sous une autre lame de verre,— et placez le tout sur le porte-objet du microscope. — Vous verrez *infailliblement* dans le champ de celui-ci (le grossissement étant d'au moins 300 diamètres) le dessin fig. 2, palnche III, ou quelque chose d'analogue : c'est une lamelle celluleuse (*a*), une plaque de jeune épiderme (*b*), un groupe de vieilles cellules épidermiques (*c*), le tout enserré dans un réseau de filaments rameux, intriqués, entre-croisés, paraissant émerger de certains centres marqués par une agglomération de corpuscules formant par leur ensemble une tache jaune, et que nous reconnaissons pour les avoir déjà vus dans le liquide sécrété.— Dans l'eau de la préparation, nous voyons encore quelques-uns de ces rameaux isolés, (fig. 3) arrachés probablement avec les pointes, et flottant en compagnie de cellules épithéliales (*a*), de globules de lymphe (*b*), de globules sanguins (*c*) et des corpuscules (*d*) dont nous avons déjà parlé.

Que sont ces filaments? Que sont ces corpuscules?

Les experts mycologues, à la seule vue de nos dessins, les auront vite reconnus; à ceux qui ne le sont pas, nous donnerons le conseil que nous avons reçu nous-même de M. Robin : Comparez avec les moisissures, et vous verrez l'analogie frappante qu'il y a entre ces productions et les mucédinées (avec l'oïdium surtout).

En effet, ce que nous avons sous les yeux est un véritable parasite, analogue au *trichophyton* de l'herpès tonsurant, à l'*achorion* de la teigne faveuse, au *microsporon* de la mentagre.

Comment le nommerons-nous? Nous pourrions l'appeler *kéraphyton*, c'est-à-dire plante parasite de la corne, comme le *trichophyton* est la plante parasite du poil, si nous ne pensions pas qu'il n'est pas particulier au crapaud, mais qu'il appartient aussi aux eaux-aux-jambes; — on pourrait encore l'appeler *l'oïdium batracosis*, c'est-à-dire le parasite du mal de crapaud. Quoi qu'il en soit, nous avons bien affaire à un cryptogame de la famille des *Oïdiées*, de l'ordre des *Arthrosporées*, caractérisé par un micélium floconneux, des tubes réceptaculaires contenant des sporules, celles-ci, sphériques, ayant à leur complet développement environ 0,003 de diamètre.

Nous nous expliquons parfaitement qu'on n'ait pas trouvé encore ce champignon, quoiqu'on ait fait avant nous des études micrographiques sur le crapaud; c'est que ses cellules filamenteuses sont d'une extrême fugacité: elles se *fondent*, se décomposent avec une telle rapidité qu'une pièce morte depuis trois heures n'en présente plus de traces. — Ce phénomène donne la raison de deux faits:

1° La progression des sporules dans les tissus.

2° L'abondante sécrétion ammoniacale du crapaud.

En effet, les sporules qui se forment et mûrissent dans les tubes filiformes du champignon sont portées par ceux-ci dans les tissus ou entre les villosités encore saines; la mort de ces tubes leur laissant la liberté, elles germent et donnent naissance à de nouveaux sujets. — La rapide décomposition de ces tubes, de nature azotée comme tous les champignons, fournit ces produits ammoniacaux si abondants qui viennent dissoudre les cellules épidermiques presque au fur et à mesure de leur formation. — Ainsi se trouve expliqué ce phénomène étrange d'un écoulement putride émanant de parties non mortifiées, où la vie, au contraire, est très exagérée.

La présence de ce liquide irritant ainsi que de ce lacis vivant, non moins irritant, dans la matrice de la corne, n'explique-t-elle pas aussi, d'abord le décollement de la corne, ensuite l'exacerbation de la fonction sécrétoire et végétative de cette matrice qui, continuellement irritée, agacée, s'hypertrophie, se révolte contre cette robe de Nessus qui l'étreint, qui la brûle?

L'antagonisme continuel des forces réparatrices de la vie et des causes sans cesse renaissantes du mal, donne la clef de la ténacité du crapaud et des déboires qu'on a si longtemps et si souvent essuyés en cherchant à le combattre.

Nous regrettons extrêmement de n'avoir pas eu de *grappes* d'eaux-aux-jambes à examiner, car, nous le répétons encore, nous sommes persuadé que nous y trouverions le même cryptogame.

Le crapaud du cheval est donc une affection parasitaire.

Mais, nous dira-t-on, toutes les affections parasitaires avec lesquelles vous comparez le crapaud et les eaux-aux-jambes ont un caractère commun qui manque à ces derniers, savoir : la contagion. — Eh bien! qui vous dit qu'elles ne l'ont pas aussi, ce caractère? Nous ne sommes pas le premier à le leur attribuer: Hurtrel d'Arboval et beaucoup d'autres l'ont fait pour les eaux-aux-jambes, et pour le crapaud M. Plasse a paru en avoir la pensée dans la phrase suivante: « L'humidité concourt à *sa propagation.* » Nous avons été témoin d'un fait difficile à expliquer sans faire intervenir la contagion.

Chez M. Vidal, propriétaire à Pézenas, deux mules habitaient, côte à côte, la même écurie. Celle de *droite* eut au *pied postérieur gauche* un crapaud qui, après plusieurs mois d'un traitement empirique infructueux, devint définitivement impotente et fut sacrifiée. — On s'aperçut peu de temps après que la même maladie s'était développée au *pied postérieur droit* de la mule restante, c'est-à-dire au pied, *voisin* du premier pied malade, *qui avait foulé le même sol!* — Ne serait-ce pas une interprétation bien naturelle que celle qui admettrait que les *sporules* du cryptogame, cause du premier crapaud, déposées sur le fumier avec les produits sécrétés, ont trouvé dans le pied sain, piétinant le même sol, un nouveau champ très-propice à leur éclosion et à leur propagation? Oui certainement; mais à ce compte, il n'y aurait pas de raison pour que tous les chevaux foulant un sol imprégné de la sécrétion du crapaud, ne devinssent la proie de cette terrible maladie; c'est cependant ce qui est bien loin d'arriver, nous le savons parfaitement, et la raison en est facile à donner : il n'y a pas d'organe mieux protégé contre les influences extérieures que le pied du cheval lorsque sa boîte cornée est intacte; or, comme c'est l'immense majorité des cas, les sporules ne pourront se greffer sur un pied que lorsqu'elles le trouveront en quelque sorte préparé, c'est-à-dire lorsque la boîte cornée laissera un point à découvert et en même temps suffisamment protégé contre les frottements extérieurs. N'est-ce pas ce qui existe dans la fourchette pourrie ou échauffée? les lacunes ne sont-elles pas alors toutes préparées pour l'inoculation? C'est là, en effet, le seul cas où le crapaud puisse et doive se transmettre par contagion; et nous répugnons d'autant moins à admettre cette interprétation, que par elle nous nous expliquons en même temps le peu de fréquence des cas de contagion, et, en même temps aussi, la propagation du crapaud d'un pied à un autre et même aux quatre extrémités d'un même animal, et cela, sans faire intervenir l'influence de la constitution.

Nous nous permettrons encore d'invoquer en faveur de la thèse que nous soutenons l'analogie des effets obtenus par le traitement que nous avons employé contre différentes espèces de dartres éminemment contagieuses, et les mêmes effets heureux dans l'emploi du même traitement contre le crapaud. Et ce n'est pas seulement entre nos mains que le *perchlorure de fer* a été efficace contre les affections herpétiques, puisque, par son moyen, M. Laurent a eu promptement raison de deux dartres humides chez le chien, et que chez l'homme on a traité avec le même succès un eczéma des bourses, une gale et un lichen agrius (1).

Ainsi donc, en résumé, comme cause *déterminante*, PATHOGÉNIQUE du crapaud, nous admettons un parasite cryptogamique spécial.

---

(1) *Recueil* d'avril 1861. (Lettre de M. Laurent.)

Quant aux *causes prédisposantes*, la principale est : suivant nous, la malpropreté des pieds des chevaux et des écuries, dont la conséquence peut être l'échauffement de la fourchette, cause prédisposante par excellence. Nous aurions des raisons de douter de l'influence des tempéraments, parce que nous avons vu des chevaux et des mulets du midi ou des pays de montagnes, à tempérament manifestement sanguin-nerveux, être affectés de crapauds. Il est cependant naturel d'admettre en faveur du crapaud et des eaux-aux-jambes la règle générale applicable aux maladies parasitaires, à savoir : que les tempéraments lymphatiques sont éminemment propices à leur développement.

Nous en dirons autant des saisons, parce que nous avons vu des crapauds, et des plus graves, en plein été et par des temps très-secs. — Il n'en est pas moins vrai que l'humidité, le froid et les boues âcres, en irritant la peau et en ramollissant la corne, peuvent provoquer des échauffements de fourchette, des crevasses, et, par suite, être très-favorables à *la propagation* du crapaud et des eaux-aux-jambes.

Traitement du crapaud.

M. H. Bouley a parfaitement indiqué le but que l'on doit atteindre dans le traitement du crapaud :

« L'art doit se proposer pour but principal dans le « traitement du crapaud de restituer autant que possi- « ble aux tissus malades leurs propriétés physiques et « physiologiques, et non pas comme le font la plupart « des méthodes les plus en usage, de leur substituer, par « une action destructive profonde, des tissus de nouvelle « formation qui n'en sont pour ainsi dire qu'une imita- « tion imparfaite. Détruire dans le crapaud, c'est dépas- « ser le but, c'est aller beaucoup au delà des exigences « du mal. Pourquoi cette destruction en effet ? La trans- « formation squirrheuse qu'on se propose de faire dispa- « raître n'a jamais existé. Les fics ne sont pas des végé- « tations fibreuses radiculées, ce sont des processus

« villeux des tissus hypertrophiés par l'inflammation. « La sécrétion cornée, loin d'être suspendue, est au « contraire plus abondante que jamais. L'organe kéra- « togène existe donc encore avec les conditions presque « normales de sa structure, altéré seulement, perverti « dans sa fonction. Le but à atteindre est de ramener sa « fonction à l'état normal, en respectant autant que « possible la structure des parties qui en sont chargées. »

On peut faire à M. Bouley l'objection que l'on guérit tous les jours le crapaud par l'extirpation, les caustiques ou le feu ; mais il y répond victorieusement : « On fait « inévitablement disparaître, par l'emploi de ces moyens, « la structure villeuse ou feuilletée caractéristique de « l'appareil kératogène ; ce qui vient en occuper la place « n'est qu'une membrane lisse, douée, il est vrai, de la « faculté sécrétoire, mais n'ayant pas les conditions phy- « siques voulues pour s'engrener avec les produits sé- « crétés et leur donner la solidité d'adhérence qu'exige « l'usage du sabot, d'où ces décollements par le sang, « la sérosité ou le pus qu'on voit si souvent survenir « dans les pieds qui ont subi des altérations profondes. »

« Il faut, dans le traitement du crapaud, éviter ces con- « séquences ; on y arrivera par l'emploi de substances « qui auront la propriété *d'agir tout à la fois sur les mou* « *vements nutritifs des parties malades et sur les produits* « *de leur sécrétion.* »

Il est impossible de mieux faire le procès aux anciens systèmes, même dans leurs succès, et de mieux établir les bases d'un traitement rationnel.

Pour M. Bouley, les substances les plus propres à remplir la double indication qu'il pose sont les *produits pyrogénés*, tels que le goudron, l'huile de pétrole, l'huile de cade, etc., associés de temps en temps avec des agents doués de propriétés escharotiques, mais dont il faut savoir modérer l'action de telle façon qu'ils ne produisent qu'une irritation modificatrice et non pas une cautérisation profonde.

L'expérience a-t-elle réalisé les espérances que cette méthode faisait si justement concevoir ? Oui, certainement; et cependant entre quelques mains où n'existait peut-être pas le même tact que chez les premiers expérimentateurs — et on peut juger par ce que nous avons dit que cette méthode est presque toute de tact — entre quelques mains, disons-nous, elle n'a pas produit des résultats très-satisfaisants. Mais on ne peut pas se dissimuler une chose, c'est que, quoiqu'on ait obtenu par elle plus de succès que par aucune autre, cette méthode ne laisse pas que d'exiger un temps assez long : M. Bouley dit lui-même qu'il faut en moyenne *deux à trois mois* pour obtenir une guérison complète. Seulement ce traitement a le grand avantage de permettre d'utiliser les animaux malades, la douleur qu'il détermine étant nulle ou à peu près.

Que dirait-on d'un moyen qui, *à lui seul*, remplirait toutes les indications que comporte le traitement du crapaud, telles que : *Coagulation instantanée des produits sécrétés; retour prompt au volume normal des tissus hypertrophiés, retour prompt de la sécrétion normale; sécurité complète dans l'emploi, l'agent en question n'étant pas caustique et par conséquent pas destructeur?* De plus, comme cet agent est parasitaire par excellence, il donne une guérison complète, sans récidive.

Certainement ce médicament serait le bienvenu. Eh bien ! nous nous permettrons de dire que cette épithète appartient de droit au *perchlorure de fer*, et nous allons en donner la preuve. Mais avant, nous voulons dire comment l'idée de son emploi dans le cas spécial dont il s'agit nous a été suggérée, et cela bien avant que nous connussions la nature intime du crapaud.

Au commencement de l'année 1861, nous étions en garnison à Toulouse et attaché au 19e régiment d'artillerie. Le 20 janvier, une belle jument de trait du régiment (n° 8208), âgée de dix ans, d'origine limousine, d'un tempérament franchement sanguin-nerveux, entre à l'infirmerie, affectée d'un crapaud au pied postérieur gauche. —Traitement pendant six semaines par les sels de cuivre alternant avec les pyrogénés, sans succès. Le 1er mars, la malade est envoyée aux hôpitaux de l'école vétérinaire où elle reste encore six semaines, pendant lesquelles elle est soumise, tantôt au traitement de Solleysel, modifié par M. Lafosse, tantôt aux pyrogénés, tantôt à une médication interne complétée d'un séton à la fesse. — Rien n'y fait, le mal reste stationnaire.

Le 26 avril 1861, la bête est *réformée* pour cause de *crapaud incurable* et vendue comme telle.

1re *Observation.* — Le 26 juin suivant, entre à l'infirmerie du régiment le cheval de trait n° 646, âgé de cinq ans, venant, comme le premier, du dépôt de remonte de Guéret, mais d'origine berrichonne et d'un tempérament franchement sanguin ; il est affecté d'un crapaud au pied postérieur droit. — Pendant quinze jours, applications soutenues de goudron, alternant avec l'égyptiac. — Malgré ce traitement, la maladie, localisée d'abord à la fourchette et à ses trois lacunes, soulève bientôt la sole, et s'étend jusqu'à la paroi. — Désolé de ce résultat, et encore impressionné de l'insuccès cité plus haut, nous nous mîmes à relire les belles pages de M. Bouley sur la nature du crapaud ; nous nous souvînmes en même temps d'un article paru depuis peu de temps dans le *Recueil* (1), où il était question du traitement des dartres par le *perchlorure de fer*. Ce fut un trait de lumière ! — Puisque le crapaud est une dartre et que le perchlorure de fer guérit les dartres, il doit guérir aussi le crapaud.

Immédiatement nous nous procurons du perchlorure de fer officinal (solution de Burin-Dubuisson à 30°), et nous nous mettons en devoir de préparer un premier pansement.

État du pied le 10 *juillet.* — Le revêtement corné de la fourchette et de la sole n'existe plus. — Toute la surface qu'il recouvrait est tuméfiée, plutôt convexe que concave, irrégulièrement mamelonnée, tubéreuse, ressemblant exactement, en un mot, à la surface d'une tête de chou-fleur, d'une teinte pâle, blanchâtre, recouverte d'une

(1) *Recueil*, avril 1861. (Lettre de M. Laurent.)

couche de sécrétion pultacée, grisâtre, très-humide, abondante surtout dans les scissures qui représentent les lacunes comblées presque par de grosses végétations dissimulant en partie les arcs-boutants; cette matière a l'odeur infecte, ammoniacale, caractéristique du crapaud. — En suivant la commissure de la paroi jusque sous les arcs-boutants au moyen de la spatule, on voit que l'extrémité seulement des feuillets est à jour et que le mal n'a pas encore pénétré sous la muraille. — Insensibilité presque complète des tissus hypertrophiés. — Pas de boiterie, même quand le pied est à nu sur le sol.

Pansement. — Quatre gâteaux de charpie, fortement imbibés de perchlorure de fer, sont appliqués sur la surface malade de manière à la couvrir entièrement; le pansement est complété par une étoupade sèche et des éclisses médiocrement compressives.

Le 11. A la levée du pansement, nous sommes stupéfait de ce que nous voyons : le pied a récupéré une grande partie de sa concavité, une croûte bronzée couvre uniformément toutes les parties qui, la veille, étaient à nu; si on essaye de la racler, elle résiste, et on voit qu'elle est fortement adhérente; si on la coupe avec la feuille de sauge, on constate que sa couleur n'est que superficielle, et que sa tranche est la même que celle qu'on ferait sur du fromage de Gruyère bien dur.

Quelle est la nature de cette croûte? Est-ce une eschare faite aux dépens des tissus malades? Non, c'est une substance homogène, sans traces d'organisation; d'ailleurs le perchlorure de fer n'est pas un caustique : nous l'avons manipulé sans précaution, et nos doigts en ont été tachés sans qu'il s'en soit suivi d'accidents. — Est-ce une corne de nouvelle formation? Nous n'osons l'espérer : ce serait un miracle! Bref, nous laissons au temps le soin de résoudre cette énigme, et nous attendons. — Notons en passant que toute odeur infecte a disparu.

Pansement. Nous oignons d'un corps gras toute la face inférieure du pied et nous réappliquons une étoupade sèche avec des éclisses.

Le 12. Même état que la veille.—Même pansement.

Le 13. Même état apparent. — Mais en regardant de près, on voit qu'à certains endroits la sole artificielle est boursouflée légèrement et fendillée, et que par ces fissures s'échappe un peu d'humidité; en passant la spatule dans ces fentes, on met à jour des décollements plus ou moins grands produits par l'interposition d'une matière blanche, caséeuse, entre la sole factice et le tissu velouté : c'est le crapaud qui, dans ces points, a repris son empire.— Cette sole arrachée partout où elle n'adhère plus et la matière caséeuse enlevée, on voit les villosités parfaitement intactes, rosées, mais encore un peu hypertrophiées. — Nouveau pansement au perchlorure de fer, comme le premier jour.

Le 14. La sole artificielle est rétablie dans toute l'étendue du pied et parfaitement adhérente.— La concavité du pied est encore plus prononcée que le 11. — Mais un phénomène insolite se manifeste : c'est une sensibilité assez marquée de la face solaire à la pression du doigt, et, après l'application d'un simple pansement à l'onguent de pied et aux étoupes sèches, on constate en rentrant le malade à l'écurie une boiterie assez marquée du pied que l'on vient de panser.

Le 15. Plus de boiterie; — le pansement levé, la nouvelle sole explorée paraissant intacte partout, on panse comme la veille.

Le 16. On ne touche pas au pied.

Le 17. A la levée du pansement, de nombreux décollements se font remarquer sur le pourtour de la sole, sur la fourchette, et surtout à l'intérieur des trois lacunes qui sont entièrement découvertes. — Toutes ces parties sont mises exactement à nu par l'arrachement de la sole et l'enlèvement de la matière caséiforme qui les recouvre. — Les villosités mises ainsi à jour sont très-vigoureuses et même congestionnées.

Pansement avec une forte proportion de perchlorure de fer.

Le 18. Le malade boite fortement en sortant de l'écurie; nous sommes presque tenté de croire à un pansement trop serré.

Ce pansement défait, (notons encore en passant qu'à la levée de chaque pansement au perchlorure de fer, nous trouvons toutes les étoupes noircies et si humides qu'avant d'avoir eu l'explication de ce fait, telle que nous la donnerons plus loin, nous croyions à l'incurie des hommes de garde, à qui nous recommandions chaque jour de tenir au malade une litière bien sèche); ce pansement défait, disons-nous, nous trouvons une belle sole, couleur bronze florentin, très-adhérente et ayant sa concavité normale; mais elle est chaude et très-sensible à la pression des doigts.

Pansement à l'onguent de pied et aux étoupes sèches. — Même boiterie pour rentrer.

Le 19. La boiterie a disparu, — la sole est intacte, adhérente partout, et de température normale. — Pansement sec.

Le 20. Même état du pied, même pansement.

Le 21. Même état du pied. — Un peu d'humidité dans les lacunes, au fond desquelles on fait adhérer de petites tentes imbibées de perchlorure de fer.

Le 25. Jusqu'à ce jour rien de particulier. Aujourd'hui, l'humidité dénonce encore de petits décollements dans le fond des lacunes; on en reconnaît aussi un autre allongé le long de la scissure de la paroi. — Ces parties, soigneusement découvertes, sont pansées avec de petits plumasseaux imbibés de perchlorure de fer, qui ne touchent que les points malades. — Partout ailleurs, application d'onguent de pied et pansement à sec.

Le 30. On est encore obligé de mettre un peu de perchlorure de fer dans les lacunes. Mais depuis ce moment le pied est resté intact; la sole normale a succédé sans interruption à la sole factice, ce dont on a pu s'assurer en la parant à diverses reprises. A dater de ce jour aussi, les pansements ont été tout à fait abandonnés : on s'est contenté d'oindre de goudron toutes les parties cornées nouvelles et encore minces.

Jusqu'au 21 août, date où il a été rendu définitivement

à sa batterie, le cheval qui fait le sujet de cette observation a été l'objet d'une surveillance de tous les instants, et la guérison ne s'est pas démentie ; il en a été de même jusqu'à aujourd'hui.

En somme, après *vingt* jours d'un traitement que nous faisions à tâtons, nous obtenons la guérison d'un crapaud de la plus belle venue.

Encouragé par un tel résultat, nous désirions vivement une nouvelle occasion de continuer nos expériences; aussi, dès qu'elle se présenta, nous la saisîmes avec empressement.

2e *Observation.* — Le 22 août, nous faisons entrer à l'infirmerie le cheval de selle n° 925, âgé de quatre ans, d'origine auvergnate et de tempérament sanguin-nerveux ; il est affecté d'un *quadruple crapaud* avec complication d'eaux-aux-jambes.

Le mal est à peu près au même degré à chaque pied, quoiqu'un peu plus étendu aux membres postérieurs : la fourchette et ses trois lacunes sont à nu, ainsi qu'une petite zone de la sole d'un centimètre de largeur à peu près ; de gros fics verruqueux couvrent ces parties et laissent suinter la matière pultacée, grisâtre, fétide, caractéristique du crapaud. — Toute la partie correspondante des talons et du pli du paturon est envahie par une éruption tubéreuse, qui, à la coloration rosée qu'elle imprime à la peau, à l'apparence verruqueuse qu'elle lui donne, à la dépilation presque complète et au suintement caractéristique qui imbibe et réunit en pinceaux les quelques poils hérissés qui restent, est bien vite reconnue pour les *eaux-aux-jambes*. En les disposant ainsi à côté du crapaud, avec lequel il est difficile d'établir la délimitation, il semble que la nature ait voulu donner un exemple frappant de l'identité qu'il y a entre ces deux affections : même aspect, même lésion, même sécrétion ; et, nous le répétons, si ce n'était la région anatomique différente et les quelques poils qui se remarquent dans l'une, on ne pourrait dire où finit le crapaud, où commencent les eaux-aux-jambes.

Traitement. Après avoir enlevé jusqu'à ses extrêmes limites toute la corne décollée, après avoir bien essuyé toutes les parties malades, nous les recouvrons d'un large gâteau d'étoupes imbibé de perchlorure de fer, que nous maintenons par un pansement à éclisses. — Quant à l'affection de peau, nous nous contentons, après avoir bien nettoyé toutes les parties affectées et coupé les poils, de la lotionner de perchlorure de fer.

Le 23. Même pansement, mêmes lotions.

Les jours suivants, nous nous contentons de surveiller la sole de nouvelle formation, et chaque fois qu'un point se décolle, nous le découvrons et appliquons immédiatement du perchlorure de fer.

Le 31. Nous supprimons le pansement à éclisses, le mal paraissant localisé aux lacunes. — Toutes les autres parties sont enduites de goudron ; quant aux premières, nous maintenons dans leurs cavités de petites tentes d'étoupes imbibées de perchlorure de fer.

Le traitement de la peau ayant marché de pair, nous avons obtenu par son moyen l'affaissement des saillies verruqueuses, un épiderme jaune, factice, qui, à sa chute, a laissé voir un épiderme régénéré commençant à se charger d'une nouvelle végétation pileuse ; à part quelques points rebelles qui ont nécessité de nouveaux attouchements de perchlorure de fer, la guérison a marché sans interruption, et elle était complète le 5 août, ainsi que celle du crapaud.

12 *septembre.* L'animal quittait l'infirmerie et reprenait son travail. — Depuis on n'a signalé aucune récidive.

Nombre de jours de traitement : *quinze.*

Depuis ces deux cas, nous avons eu l'occasion d'appliquer le même traitement sur plusieurs chevaux ou mulets appartenant à des cultivateurs. Chaque fois il a suivi les mêmes phases et a montré la même succession de phénomènes que ceux décrits plus haut ; chaque fois aussi, nous avons eu à enregistrer le même succès, et la durée moyenne du traitement n'a pas dépassé *vingt* jours.

Mode d'action du perchlorure de fer.

On peut regarder le perchlorure de fer comme un médicament nouveau. Cependant sous le règne de Louis XV, à l'état de remède secret, il passa pour une panacée universelle, sous le nom de *goutte d'or*, et se vendit réellement au poids de l'or. Mais les premières expériences pour l'étude de sa puissance comme hémostatique et coagulant du sang, et par suite de son utilité dans le traitement des tumeurs anévrysmales et érectiles, datent de 1854.

On n'a pas tardé à l'essayer dans une foule d'affections très-différentes et à lui reconnaître un grand nombre de propriétés. Ainsi M. Deveau, dans un mémoire sur l'emploi du perchlorure de fer, adressé à l'Académie des sciences, tire les conclusions suivantes :

1° Le perchlorure de fer est l'hémostatique le plus puissant connu;

2° Le perchlorure de fer est un modificateur des tissus vivants, mais surtout modificateur thérapeutique des membranes muqueuses dans les blennorhagies, les leucorrhées, les catarrhes bronchiques, etc.;

3° Le perchlorure de fer est antisyphilitique, puisqu'il a la propriété de guérir les chancres vénériens, les ulcérations du vagin et de la matrice, sans qu'on ait à redouter les dangers qui se manifestent par l'usage du nitrate d'argent, de l'iode, du mercure et de leurs composés ;

4° Le perchlorure de fer est un médicament d'une grande puissance dans les affections scrofuleuses ;

5° Le perchlorure de fer est sans aucun danger dans son usage à l'intérieur et dans son application externe.

Un peu plus tard, M. Hennequin constate son efficacité dans la stomatite-pseudo-membraneuse.

En 1856, à l'armée d'Orient, M. Salleron l'emploie avec un grand succès contre la pourriture d'hôpital et l'infection purulente.

Enfin, en 1860, la *Gazette des Hôpitaux* publie les

heureux résultats que l'on obtient par son emploi contre différentes espèces de dartres.

Mais tous ces travaux appartiennent à la médecine humaine, et nous n'avons en médecine vétérinaire que la note de M. Laurent sur l'emploi du perchlorure de fer contre les dartres du chien, et dont nous avons déjà parlé.

Nous nous trompons, il y a un autre exemple de l'emploi de ce médicament dans une affection du cheval, mais on le chercherait vainement dans nos publications spéciales (1). C'est en feuilletant le journal mensuel des médecins militaires que le hasard nous l'a fait rencontrer : c'est l'histoire d'une lésion traumatique fort grave de la grande gaîne sésamoïdienne ayant fini par compromettre si sérieusement la vie du cheval que son abatage avait été résolu ; en désespoir de cause, on eut recours au perchlorure de fer, dont l'emploi fut suivi d'un plein succès.

Arrivons à l'action de cet agent dans le cas spécial qui nous occupe.

Comme effet *physico-chimique*, nous constatons à la levée du pansement, c'est-à-dire vingt-quatre heures après l'application, d'abord l'absence complète de l'odeur caractéristique du crapaud (le perchlorure de fer est donc éminemment désinfectant) ; — toute la plaie est recouverte d'une croûte sèche, sonore, bronzée, fortement adhérente, et dont l'épaisseur est en raison directe de l'hypertrophie du tissu qu'elle recouvre ; c'est ce que l'on peut vérifier en l'examinant lors de ses décollements successifs. — Cette croûte n'est pas une eschare, c'est-à-dire le produit de la désorganisation des tissus sous-jacents, puisque les décollements laissent voir le tissu velouté et les villosités parfaitement intactes. D'autres avant nous, d'ailleurs, ont établi que le perchlorure de fer n'est pas *caustique :* il tanne les tissus en coagulant instantanément l'albumine, mais ne les dé-

(1) A cette époque, le *Journal de médecine vétérinaire militaire* n'existait pas encore.

compose pas. On ne peut pas non plus le classer parmi les *astringents*, puisque ceux-ci refoulent le sang et blanchissent les tissus par l'astriction qu'ils déterminent, tandis que lui appelle le sang et la rougeur en provoquant une douleur assez forte, indice précieux qui annonce que la vie et la sensibilité normale se rétablissent dans les tissus sur lesquels agit le perchlorure de fer.

Mais quelle est donc la nature de cette croûte, de cette sole artificielle qui vient si heureusement tenir lieu et place de la vraie sole pendant que celle-ci est en voie de régénération?

N'avons-nous pas dit qu'elle est d'autant plus épaisse que les tissus sont plus hypertrophiés? N'avons-nous pas vu qu'à chaque application du médicament l'hypertrophie diminue de moitié? C'est donc la sérosité épanchée, cause de cette hypertrophie, qui fournit les matériaux de la croûte; et c'est par une action attractive, comparable à celle des vésicants, que les liquides intérieurs affluent à la surface et sont coagulés immédiatement.

Rien n'est plus facile, du reste, que de démontrer expérimentalement cette action *chimico-physiologique* du perchlorure de fer : on prend un verre à pied, conique, que l'on remplit à moitié de sérosité du sang; — sur la surface du liquide on place avec précaution un gâteau d'étoupes imbibé de perchlorure de fer, que la forme du verre maintient dans cette position. — On voit bientôt un coagulum blanc se former et gagner progressivement les parties les plus inférieures, tandis que les parties aqueuses viennent remplacer le perchlorure de fer dans les étoupes.

Ce coagulum desséché devient très-dur, d'une consistance cornée, et tout à fait imputréfiable.

Cette expérience, en même temps qu'elle explique la formation de la croûte et sa nature, donne la raison de la grande humidité dont sont imbibées les étoupes du pansement.

Aux phénomènes physiques et chimiques constants

qu'exerce le perchlorure de fer, qu'on ajoute l'énergie avec laquelle la vie et le sang reviennent dans les tissus d'où il a *soutiré* les produits épanchés, et on se rendra parfaitement compte de son action thérapeutique. C'est un *irritant* et un *stimulant,* d'autant plus énergique et d'autant plus supérieur à tous les irritants connus, qu'il n'a aucune propriété styptique, astringente ni caustique.

Ajoutons maintenant que le perchlorure de fer est un parasiticide par excellence. Des autorités médicales l'ont déjà appelé le grand destructeur des virus ; M. Salleron a prouvé que le ferment putride est annihilé par lui. Entre les virus et les ferments, entre ceux-ci et les parasites microscopiques végétaux ou animaux les limites sont bien difficiles à établir. Que sont ces derniers? Des globules ou des filaments albumineux se mouvant ou végétant. — Sous l'influence du coagulateur par excellence, ces curieuses productions doivent être *tannées* instantanément (1).

Mode d'emploi du perchlorure de fer. — Nous n'avons pas besoin de nous étendre beaucoup sur ce chapitre, car il n'y a pas de médicaments dont l'emploi soit plus simple, plus facile et plus inoffensif.

On doit s'attacher pour le crapaud à obtenir immédiatement une forte croûte en ne ménageant pas le perchlorure de fer dans les deux ou trois premiers pansements, que l'on fait comme nous l'avons indiqué plus haut, puis, lorsque la douleur vient annoncer que le mal est bientôt vaincu, à combattre les petits décollements successifs, chacun isolément. Les lacunes de la fourchette sont toujours les dernières à céder.

Quant aux affections de la peau, il faut tendre par des lotions quotidiennes à obtenir un épiderme artificiel adhérent qui, à sa chute, laissera un épiderme de nouvelle formation parfaitement sain. — Comme dans le

(1) C'est ce que démontre aussi l'expérience, car tous les petits insectes parasites que nous avons pu nous procurer sont morts instantanément dans le perchlorure de fer.

crapaud il y aura toujours des parties plus rebelles que d'autres, on les surveillera attentivement pour les combattre chacune en particulier.

Conclusions.

Nous sommes arrivé à la fin de notre travail et nous pensons avoir établi, de manière à ce qu'il ne reste de doute pour personne, la nature essentiellement parasitaire du *crapaud*. Ce fait même explique les succès partiels qu'on a obtenus au moyen de diverses méthodes de traitement ayant pour base les pyrogénés, les antiputrides et autres substances qui n'agissent qu'en arrêtant la végétation ou la pullulation des êtres infiniments petits qui, d'après les belles recherches de M. Pasteur, sont la seule cause des fermentations putrides et autres. Nous sommes même persuadé que, en substituant au goudron, à la suie, aux huiles empyreumatiques, etc., la *créosote* étendue, et surtout l'*acide phœnique*, on obtiendra de meilleurs résultats, parce que ces substances pénètrent mieux à la base des villosités hypertrophiées où gîte le parasite. L'emploi des solutions faibles de bichlorure de mercure, de sels de cuivre ou d'arsenic, conduit au même résultat et pour la même raison. M. Naudin, vétérinaire au train d'artillerie de la garde, nous racontait dernièrement qu'il guérissait infailliblement, en Afrique, les eaux-aux-jambes au moyen du savon de Bécœur, préparation alunée, camphrée et arsenicale, destinée à la conservation des oiseaux empaillés. Mais à tous ces agents, nous préférons le perchlorure de fer qui remplit mieux et plus sûrement le même but, tout en combattant admirablement la turgescence des parties hypertrophiées.

En somme :

1° Le *crapaud* du cheval est une affection locale de nature essentiellement parasitaire.

2° Il est causé par un cryptogame microscopique que nous proposons de nommer *kéraphyton*, ou *oïdium batracosis*.

3° L'affection cutanée des extrémités du cheval connue sous le nom d'*eaux-aux-jambes* est identiquement la même que le crapaud; elle n'en diffère que par le lieu d'élection.

4° Nous croyons ces affections contagieuses, quoique à un degré très-borné.

5° Par le perchlorure de fer on obtient la guérison de l'une et de l'autre sûrement et radicalement dans l'espace de quinze à vingt jours.

6° Par ses qualités hémostatiques, désinfectantes, antiputrides et parasiticides, le perchlorure de fer est un agent d'une telle importance que sa place est désormais marquée dans toutes les pharmacies vétérinaires.

Bourges, ce 1er avril 1862.

EXPLICATION DES PLANCHES.

PLANCHE Ire.

Crapaud du cheval au début, compliqué d'eaux-aux-jambes.

PLANCHE II.

Le même crapaud, quarante-huit heures après le premier pansement au perchlorure de fer. Une fenêtre, tenue ouverte au moyen d'une érigne, montre l'épaisseur de la sole adventive soulevée par la matière caséeuse, et une petite partie de tissu velouté intact.

PLANCHE III.

Étude micrographique du crapaud et de son champignon :

Fig. 1. Segment d'un fic de crapaud (grandeur naturelle).

Fig. 2. *A.* Lamelle de tissu cellulaire. *B.* Lamelle épidermique de nouvelle formation. *C.* Groupe de vieilles cellules épidermiques non agrégées — *a.* Jeunes cellules épidermiques — *b.* Globules de lymphe — *d.* Globules sanguins — *e.* Sporules du *microsporon batracosis.*

Fig. 3. Filaments rompus du champignon.

PARIS. — IMP. V. GOUPY ET Ce, RUE GARANCIÈRE, 5.

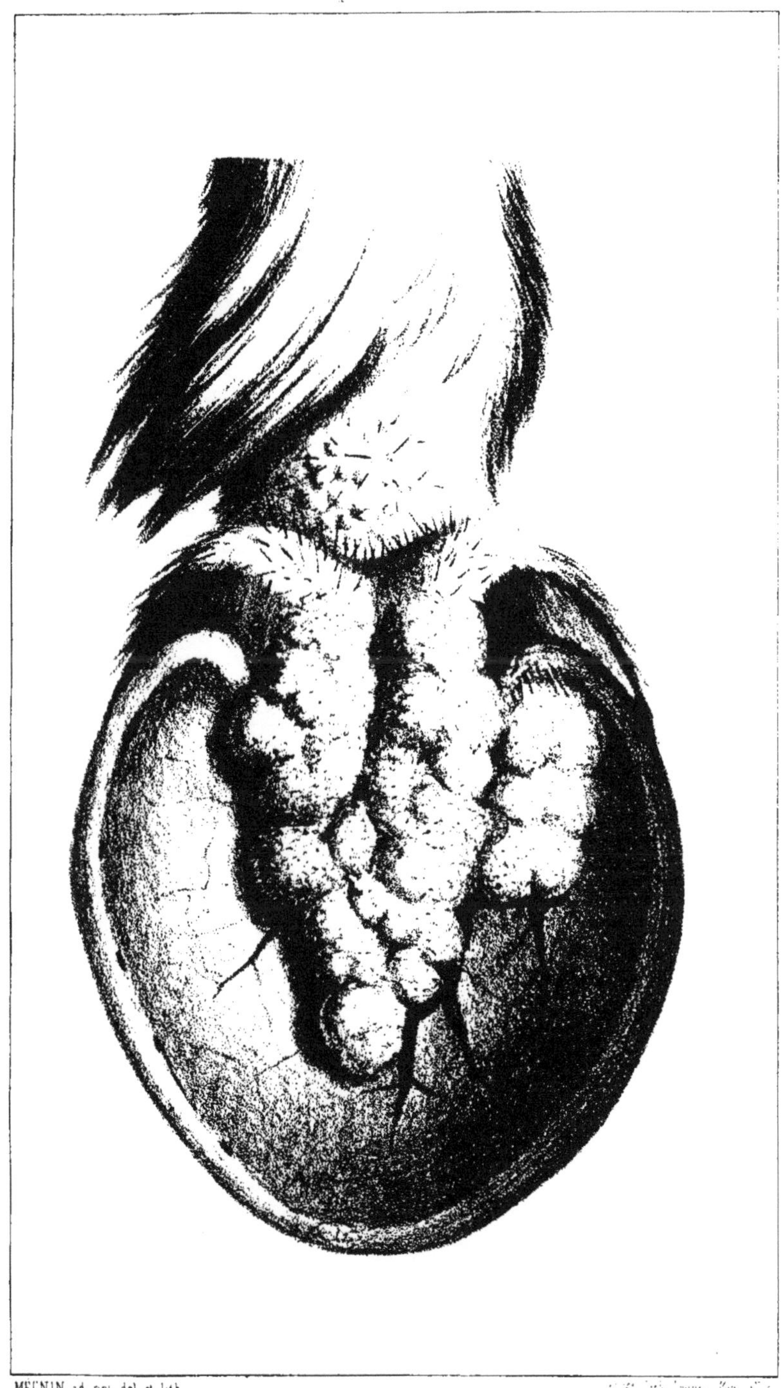

MÉGNIN ad. nat. del et lith

Le Crapaud du Cheval. Pl II.

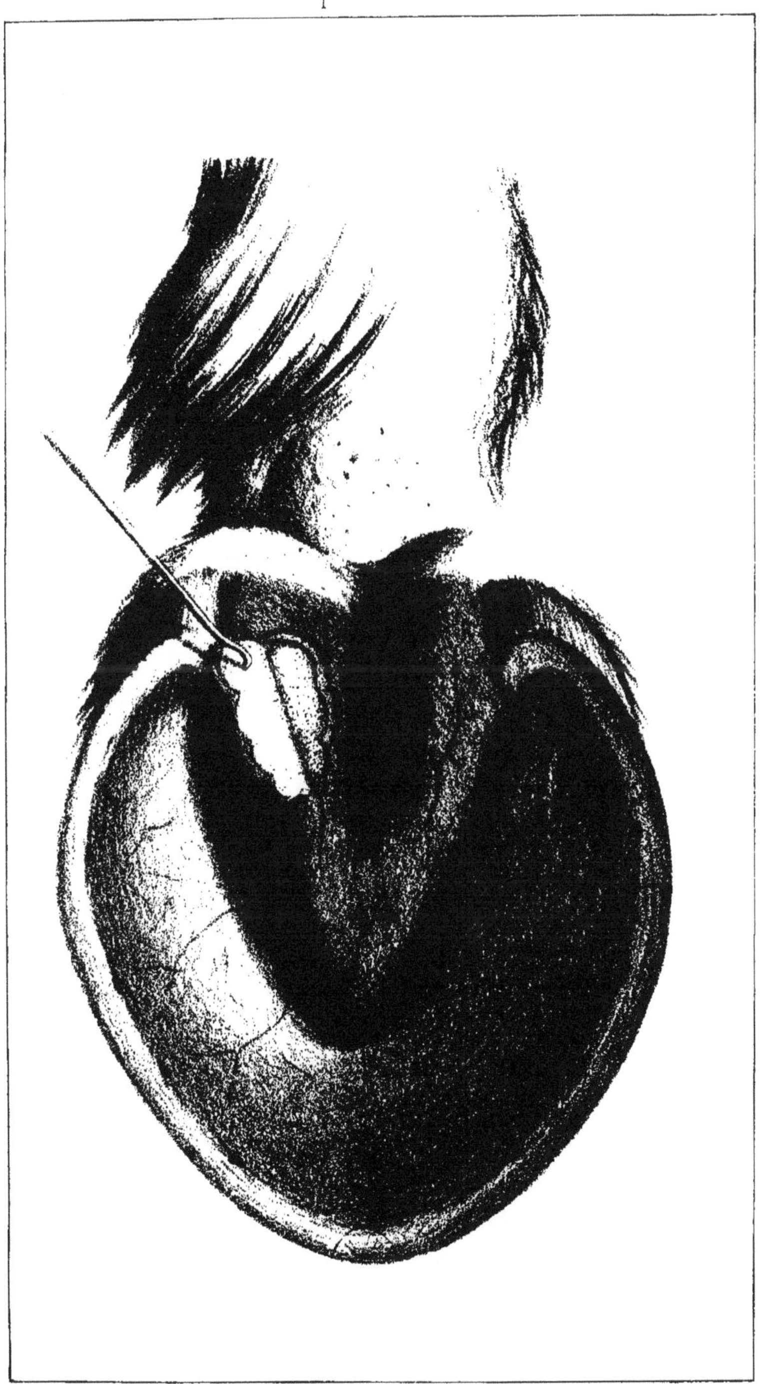

MÉGNIN, ad nat. del et lith

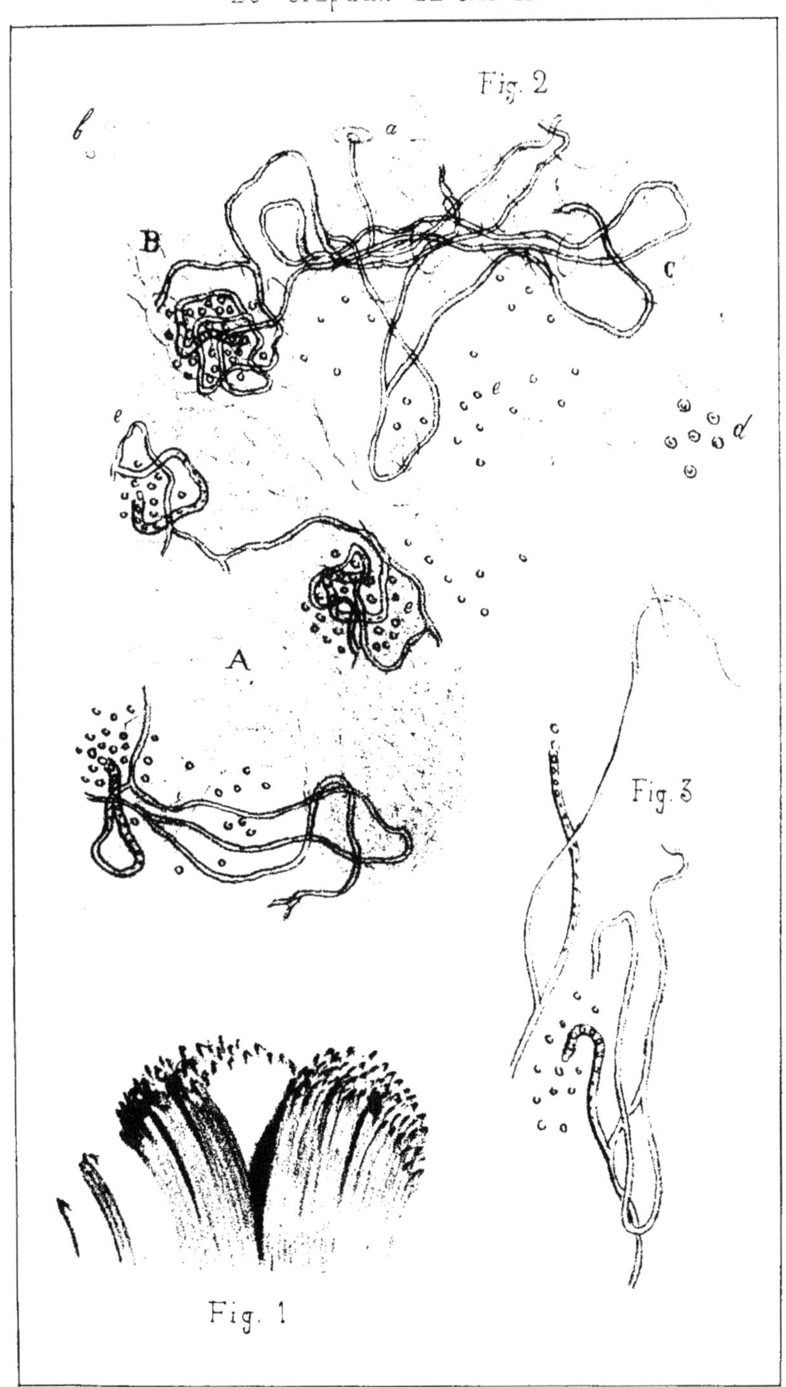

MÉGNIN ad nat del & lith

Lith Brunox, Place Hoche 13 Versailles

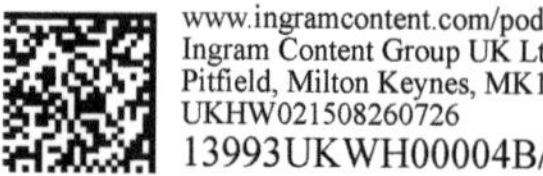
www.ingramcontent.com/pod-product-compliance
Ingram Content Group UK Ltd.
Pitfield, Milton Keynes, MK11 3LW, UK
UKHW021508260726
13993UKWH00004B/1600

9 782329 484099